AVIS MÉDICAL

SUR LA QUALITÉ ET LA FALSIFICATION

DE QUELQUES

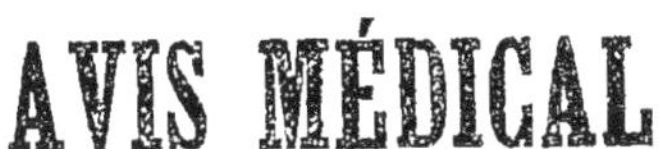

MEDICAMENTS

Les plus journellement employés et vendus ailleurs que dans les Pharmacies.

PAR A. MOITIER,

PHARMACIEN DE L'ÉCOLE DE PARIS,

Rue de Sèvres, 76.

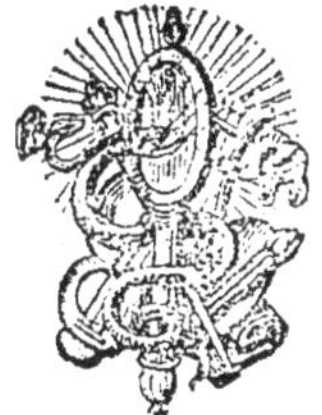

PRIX :   1 FR.

PARIS.

IMPRIMERIE DE GUILLOIS,

Rue du Faubourg Saint-Antoine, N. 123.

1845.

AVIS.

Nous désirons par ce léger aperçu mettre le public à même de connaître les différentes qualités qui existent dans la plupart des médicaments vendus ailleurs que dans les pharmacies, lui dire qu'il existe une grande fraude dans le commerce, sur les médicaments simples, et que sans vouloir l'engager à les acheter à des prix élevés il ne doit pas, non plus, les chercher à de trop bas prix. Aujourd'hui, beaucoup de Pharmaciens ont compris qu'ils pouvaient en les préparant eux-mêmes, les vendre à aussi bon compte que les Herboristes, les Épiciers et les Droguistes de la rue des Lombards; alors, à prix égal, ils devront avoir la préférence, car ils livreront des préparations faites avec soin et de bonne qualité, tandis que les marchands revendeurs ne délivrent que des médicaments qu'ils n'ont point préparés, et dont ils ne sont pas à même d'apprécier la valeur. Achetez chez les Herboristes vos plantes et drogues simples, ces maisons bien tenues sont fort souvent mieux approvisionnées de ces articles que les Officines ; mais, là, seulement, doit se borner leur vente ; la loi leur interdisant tout débit de médicaments composés et drogues actives.

Nota. *Les Prix que nous donnons à la suite des Articles suivants, sont ceux de notre maison.*

A. M.

BAUME OPODELDOCH
employé en frictions contre les douleurs et rhumatismes.

Il existe dans quelques Pharmacies de Paris, un *Baume Opodeldoch acétique* qui est plus actif que le précédent ; aussi les Praticiens qui le connaissent l'emploient toujours de préférence à l'autre. On le trouvera dans mon officine.

Prix : 1[2 Flacon, 1 fr. ; Flacon, 2 fr. ; Acétique 1[2 Flacon, 1 fr. 50 c.

CÉRAT.

Frais, il doit être blanc, lisse, avoir l'odeur de roses, sa consistance doit être onctueuse ; vieux, il a une odeur rance, il est grumeleux, et la cire est divisée de l'eau, qui entre dans sa préparation ; dans cet état, il peut aggraver les plaies sur lesquelles il est appliqué. Prix : les 30 grammes, 25 cent.

1845

CAMPHRE.

Il en existe de diverses qualités dans le commerce, l'un impur, d'un blanc gris sale, et l'autre bien sublimé en pains d'un blanc luisant. Les prix de la première qualité varient pour le 1\|2 kilog, de 6 à 7 fr., pour les 30 gr. de 50 à 60 c.

CIGARETTES CAMPHRÉES,
dites de RASPAIL.

La Boîte de 12, prix. . . . . , . . 1 f. 50 c.

CHOCOLATS DE SANTÉ.

On sait qu'il se fait une grande fraude dans la préparation de cet aliment. La concurrence, pour donner à bas prix, emploie tous les moyens possibles; ainsi, les uns privent les cacaos de leurs huiles et les remplacent par du suif ou des huiles de meilleur marché; les autres mêlent à leur préparation des fécules pour les faire épaissir. De là vient qu'il y a beaucoup de consommateurs qui pensent que les meilleurs chocolats doivent beaucoup épaissir en les préparant. C'est une erreur; cet aliment n'est vraiment stomachique et nutritif qu'autant qu'il est préparé avec des cacaos choisis et non avariés, qui contiennent leurs principes huileux, et dans la préparation duquel il n'entre point de fécule. On ne peut avoir de vrais Chocolats de Santé à moins de 2 fr. le 1\|2 kilo.

On trouvera dans notre maison des Chocolats purs et préparés à la vapeur, aux prix suivants.

Santé fin,   1\|2 kilo. . . . . 2 f.

Santé surfin, 1\|2 kilo. 3

Vanille,   1\|2 kilo. 3

Ferrugineux, 1\|2 kilo. 4

Remise de 5 pour 100 pour 6 1\|2 kilos.

EAUX MINÉRALES
Naturelles et artificielles.

Les eaux naturelles doivent toujours être fraîches; aussi, nous les prenons en petite quantité dans le premier entrepôt de Paris, qui les reçoit directement de leur source. Nous pouvons alors garantir leur pureté et leur qualité. Il s'exerce une grande fraude à Paris sur cet article, et malgré que la loi en ait déjà atteint et puni plusieurs fois les auteurs, j'engagerai le public à ne les acheter que chez les Pharmaciens qui sont à même de les apprécier, et connaissent ce qu'ils délivrent aux malades,

On trouve chez moi un Dépôt de toutes les Eaux naturelles, telles que Bussang, Bonnes, Enghien, Pullna, Passy, Spa, Vichy, etc., etc.

EAU DE SELTZ GAZEUSE.

Cette Eau, devenue si commune sur nos tables, n'est pourtant pas toujours préparée avec soin; souvent son goût est métallique, et elle est plus ou moins chargée de gaz. Celle que je délivre est préparée dans des appareils doublés en argent, qui empêchent la formation des sels de plomb et de cuivre, se formant quelquefois durant la préparation de ces Eaux, dans des appareils construits avec ces mêmes métaux.

Le prix de la Bouteille est de 25 c. sans le verre.

Nota. On trouvera des Poudres de Seltz au prix de 10 c. pour faire une bouteille d'Eau, et au prix de 5 c. pour 12 bouteilles.

EAU DE COLOGNE-PORTUGAL.

D'une odeur plus suave que l'Eau de Cologne ordinaire, elle se vend aussi à meilleur marché; le flacon de 250 gr. est de 1 fr. 50 c.

EAU DE FLEUR D'ORANGER TRIPLE.

L'Eau de Fleurs d'Oranger, livrée au commerce dans des estagnons, contient souvent des sels de plomb et de cuivre, qui se forment pendant son séjour dans ces vases; aussi, arrive-t-il souvent que quand l'École de Pharmacie fait sa visite, elle fait saisir et jeter une grande quantité de ces Eaux. En prenant cette Eau chez les pharmaciens, on n'a rien à craindre pour sa pureté; la préparant eux-mêmes, ils la conservent soit dans des vases en grès ou en verre; on est sûr alors d'avoir un produit doué de ses qualités calmantes et anti-spasmodiques.

Prix de la 1|2 Bouteille avec le verre, 1 fr. 50 c.

EAU DENTIFRICE ANTI-SCORBUTIQUE,
de Moitier.

Cette préparation, qui m'est depuis longtemps particulière, a une forte propriété tonique et astringente; elle raffermit les gencives et les empêche de saigner ; son usage détruit le tartre qui s'amasse sur les dents, et en entretenant ainsi la propreté, elle en conserve l'émail et en prévient la carie.

On l'emploie à la dose de 8 á 10 gouttes dans un quart de verre d'eau. Elle laisse à la bouche une saveur fraîche et une odeur agréable. — Prix du Flacon : 1 fr. 25 c.

EAU DE SEDLITZ

purgative, gazeuse.

Elle est quelquefois préparée avec des sels de soude. Dans les Pharmacies, on la trouvera toujours faite avec le véritable sel de Sedlitz.

Prix à 48 gr., 1 fr. 20, et à 32 gr. 1 fr. la Bouteille.

FARINE DE LIN.

Cette substance, si journellement employée, est souvent falsifiée soit avec du tourteau de lin, soit avec du son, ou enfin, soit qu'à l'aide de la presse on ait enlevé une partie de son huile. On vend partout de la Farine de Lin, mais on l'achète rarement pure et fraîchement préparée ; il est cependant nécessaire pour le malade de l'avoir ainsi, car falsifiée et privée de son huile mucilagineuse, ou anciennement pilée, au lieu d'être émolliente et calmante, elle est excitante, et augmente souvent l'inflammation de la partie malade. Les commerçants ne la préparent pas; ils l'achètent à des marchands en gros, qui la fabriquent et la vendent à tous prix. Si votre Pharmacien la prépare, donnez-lui la préférence.

Prix du 1ʳ2 kilo : 40 c.

FARINE DE MOUTARDE.

Employée dans des cas souvent fort graves, on doit, à plus forte raison, prendre cette Farine chez son Pharmacien, qui la vendra toujours fraîchement préparée et sans mélange ; celle du commerce contient souvent des farines de colza et autres, qui, ainsi, détruisent son action rubéfiante ; de là, il arrive que le médecin n'obtient pas tout l'effet qu'il devait attendre de l'application des sinapismes, et que, pour quelques sous d'économie, on aura risqué la vie du malade. On doit préparer les sinapismes avec de l'eau tiède et non bouillante.

Prix : le 1ʳ2 kilo, 80 c.

HUILE DE RICIN.

Cette Huile est généralement employée pour obtenir une purgation douce, et quelquefois comme vermifuge chez les enfants. Elle est falsifiée dans le commerce avec des huiles inertes et moins cher, ce qui lui ôte de ses propriétés laxatives et vermifuges. On doit la demander fraîchement préparée, car en vieillissant, elle acquiert une propriété irritante. Étant préparée à froid, on pourra toujours compter sur la bonté de ce produit.

Prix : les 30 gr. 50 c.

LOOCH BLANC DU CODEX.

Les Loochs doivent être toujours blancs, d'une consistance épaisse et sirupeuse ; ils doivent avoir une saveur fraîche et sucrée. Il faut les tenir toujours au frais.

Prix du Looch : 1 fr ; 1[2 Looch : 60 c.

MAGNÉSIE CALCINÉE.

Elle est employée le plus souvent comme stomachique et laxative, pour prévenir les aigreurs d'estomac et absorber le gaz et les eaux acides qui se forment dans les voies digestives. Le médecin est souvent trompé par la non réussite de ce médicament, car la Magnésie ordinaire étant à plus bas prix que la calcinée, le public la demande de préférence, ou elle lui est vendue dans les Drogueries à la place de celle ordonnée.

On peut s'assurer de cette fraude, en délayant une petite cuillère à café de la Magnésie douteuse dans deux cuillerées d'eau, et en y ajoutant ensuite quelques gouttes d'acide sulfurique ; alors, si la Magnésie est calcinée, il n'y aura pas d'effervescence ni dégagement d'acide carbonique, tandis que ce dégagement aura lieu aussitôt, si elle n'a pas été calcinée.

Le prix de la Magnésie ordinaire est de : pour 30 gr. 1 fr.
La calcinée, 30 gr. 2

MANNES.

Cette substance purgative est vendue dans le commerce souvent falsifiée. Pour la donner à bas prix, on la mêle avec des sucres de fécule et autres substances inertes. Depuis quelques années, le prix élevé de ce médicament ne permet pas

de vendre à moins de 40 c. les 30 gr. la manne en sorte, et 75 c.
les 30 gr. la manne en larmes.

MIELS.

Dans le commerce, on les falsifie avec des fécules, de l'amidon
et du sirop de fécule. Mis en contact avec la teinture d'iode,
ils bleuissent étant ainsi fraudés; purs ils ne bleuissent pas.

Le bon Miel doit être blanc, grenu, et d'un goût franc et
agréable. Prix du 1⎡2 kilo : 1 fr. 80 c. ; l'ordinaire : 1 fr. 30 c.

PAPIERS A VÉSICATOIRES.

Les papiers à vésicatoires bien préparés, sont préférablement
employés aujourd'hui aux pommades; leur usage est plus
propre et plus facile. Il y a trois degrés de force dans ces
papiers, un n° 1, 2 et 3. Le premier est le moins actif et est
employé chez les personnes dont les vésicatoires suppurent
beaucoup ; le second ou n° 2, est le plus généralement employé;
le n° 3 est mis en usage pour les vésicatoires d'une difficile
suppuration. Hors les Pharmacies, on vend ces Papiers à bas
prix, mais ils sont bientôt abandonnés du public, leur action
étant presque nulle. Ceux de notre maison sont vendus au prix
de 75 c. la boîte.

PAPIERS A CAUTÈRES.

Prix de la boîte. . . . . 60 c.

POIS D'IRIS ET D'ORANGES.

Il y a un grand choix à faire dans cet article; il arrive souvent que les pois d'Iris ont été attaqués par les vers, et que
dans les drogueries, on les rebouche avec un mastic ; alors, ces
pois sont inégaux et occasionnent souvent une irritation dans
la plaie.

Prix des Pois choisis, le cent : 60 c.

**On trouvera dans ma Pharmacie tous les articles
LEPERDRIEL pour Vésicatoires et Cautères.**

PATES
de Guimauve, Jujube, Lichen et Réglisse.

Ces Pâtes, vendues en grande quantité dans le commerce,
sont loin de ressembler à celles préparées dans nos Pharmacies;

elles ne contiennent aucunes décoctions de Jujubes et Lichen;
c'est tout simplement de la gomme et du sucre. Préparant nos
Pâtes et les vendant au même prix que celles du commerce, on
devra nous accorder la préférence.

Prix : les 30 gr., 20 c.

SIROPS DE CAPILLAIRE, DE GOMME ET DE GUIMAUVE.

Bien simples dans leur préparation, ces Sirops sont cependant souvent falsifiés dans le commerce ; on les remplace
toujours par des Sirops de sucre.

Le Sirop de Capillaire, se reconnaît toujours à sa couleur
jaune-orange et à son odeur aromatique.

Le Sirop de Gomme, se reconnaît en en mélant une cuillerée
à bouche avec deux cuillerées d'esprit de vin; il se forme alors
un précipité blanc gommeux; si le Sirop ne contient pas de
gomme, il n'y a pas de précipité.

Le Sirop de Guimauve est presque incolore, il est visqueux,
il a un goût de guimauve assez prononcé, et celui d'eau de
fleur d'oranger avec laquelle on l'aromatise.

J'ai mis le prix de ces Sirops, d 1 fr. la demi-bouteille.

Nota. Si ces Sirops simples sont déjà dans le commerce
livrés au public sans contenir le médicament voulu dans leur
préparation, quelle confiance devra-t-on accorder aux Sirops
composés, vendus clandestinement, ailleurs que dans nos pharmacies ?

SANGSUES.

Cet article est aujourd'hui d'un prix très élevé; aussi, avons-
nous acheté nos sangsues, cet hiver, 30 fr. le cent et plus. On
doit les demander d'une bonne grosseur, bien vivantes et non
piquées ; serrées dans la main, elles doivent former l'olive.
Achetant des Sangsues de première qualité, je ne pourrais
jamais les vendre aux bas prix qu'on les trouve quelquefois,
hors les pharmacies; mais on pourra, en les payant un prix
raisonnable, toujours compter sur leur bonté.

Nota. Pour les appliquer, il faut seulement laver la place
avec de l'eau tiède, les prendre dans un linge sec et les poser.

Note des Médicaments spéciaux, et divers Articles que l'on trouve dans mon officine.

Biscuits vermifuges pour les enfants.
Capsules de Mothes.
Capsules de Raquin.
Chocolat ferrugineux.
Colliers pour enfants.
Dragées astringentes de Fortin.
Eau dentifrice anti-scorbutique.
Eau de Botot.
Eau de Cologne-Portugal.
Essence de Salsepareille.
Grains de santé du docteur Frank.
Looch solide de Gallot.
Odontalgique Moitier (contre les maux de dents, prix : 1 franc.)
Papier chimique.
Papier d'Albespeyre.
Pâte de Regnault.
Pâte de Mou de Veau.
Pâte de Nafé.
Pâte calmante pectorale.
Pastilles de Vichy.
Pilules Ecossaises d'Anderson.
Pilules ferrugineuses de Vallet.
Pilules de Lactate de fer.
Sirop de Labélonye.
Sirop de Briant.
Sirop de Lamouroux.
Sirop de Nafé.
Sirop pectoral au Lichen et Thridace.

INSTRUMENTS EN GOMME ELASTIQUE,

Tels que Bougies, Canules, Biberons montés et de rechange, Bouts de sein, Brosses à frictions, Bandages, Serre-Bras pour vésicatoires et cautères, Papier-Compresses, Pessaires, Suspensoirs, etc., Taffetas, Pois et Compresses Leperdriel.

Imprimerie de Guillois, Faubourg Saint-Antoine, 123.

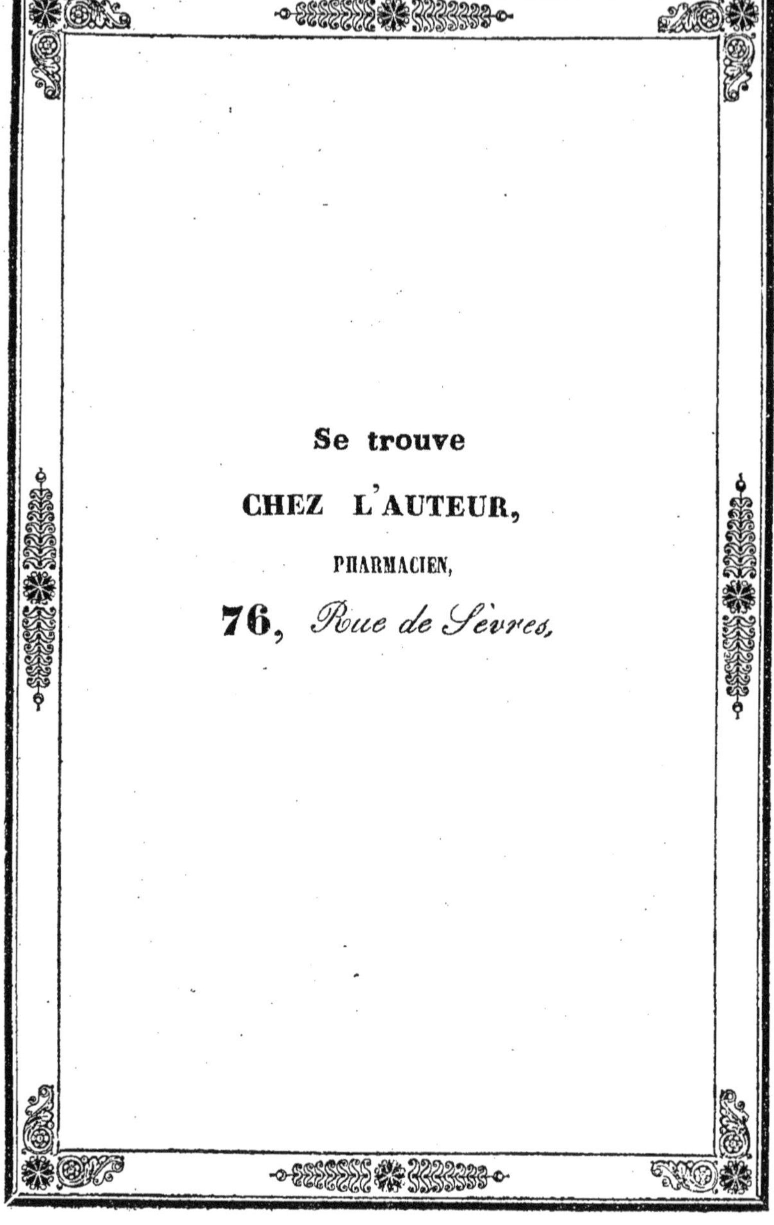

Se trouve

CHEZ L'AUTEUR,

PHARMACIEN,

76, *Rue de Sèvres,*